AF455661

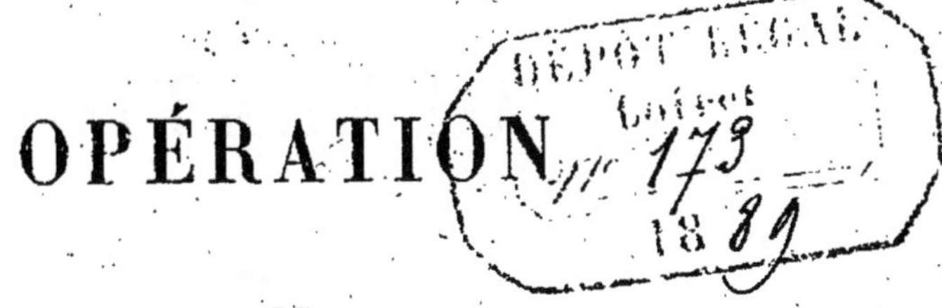

OPÉRATION

DE

LA CATARACTE

PAR

LE Dr LOUIS VACHER

Membre de la Société française d'ophtalmologie
Membre correspondant
de la Société d'ophtalmologie de Paris

Extrait de son *Manuel pratique des maladies des yeux*,
à l'usage des étudiants et des médecins praticiens.

PARIS

[illegible]TAVE DOIN, ÉDITEUR

8, PLACE DE L'ODÉON, 8

—

1890

OPÉRATION

DE

LA CATARACTE

PAR

LE Dr LOUIS VACHER

Membre de la Société française d'ophtalmologie
Membre correspondant
de la Société d'ophtalmologie de Paris

Extrait de son *Manuel pratique des maladies des yeux*, à l'usage des étudiants et des médecins praticiens.

PARIS
OCTAVE DOIN, ÉDITEUR
8, PLACE DE L'ODÉON, 8

1890

OPÉRATION
DE LA CATARACTE

Préliminaires.

L'opération de la cataracte est une de celles qui rendent le plus de services à l'humanité. D'abord le privilège de quelques rares opérateurs, l'extraction du cristallin est devenue peu à peu familière à un grand nombre de chirurgiens, et, à l'heure actuelle, il en est peu qui ne cherchent à répandre autour d'eux ce bienfait, qu'il fallait aller chercher autrefois dans les grands centres. Est-ce à dire que cette opération soit du domaine public, et que rien ne soit plus facile ? Certainement non, car la chirurgie oculaire demande une légèreté, une sûreté de main en rapport avec la délicatesse de cet organe et la fragilité de ses membranes internes. Il ne faudra donc jamais s'aventurer à exécuter une opération de ce genre sans l'avoir répétée sur des animaux, sans avoir préparé sa main à la résistance plus ou moins grande qu'offrent la cornée, la cristalloïde et la zonule.

Toute cataracte n'est pas bonne à opérer, surtout pour un chirurgien de province qui, par cela même qu'il pratique moins souvent cette opération, doit s'entourer de mille précautions pour éviter un insuccès qui ferait mettre en doute son savoir ou son habileté.

Il faut s'enquérir de l'âge du malade, de sa profession, de ses antécédents, de ses dernières maladies. On examinera soigneusement son état général, pour le relever, si cela est nécessaire. L'existence d'un asthme, d'une bronchite chronique, d'une affection chronique de l'estomac, avec vomissements, fera différer l'opération par crainte d'une quinte de toux ou d'un violent effort qui pourrait amener de graves désordres, soit pendant, soit après l'extraction du cristallin (issue de l'humeur vitrée, cicatrisation vicieuse). Au préalable, l'analyse des urines renseignera sur la présence ou la quantité de l'albumine, du sucre ou des phosphates.

Il faut ensuite examiner l'œil avec la plus scrupuleuse attention, reconnaître la nature de la cataracte, s'assurer de l'existence des phosphènes, d'une bonne perception lumineuse, de la tonicité du globe, de l'état de l'iris et de la cornée.

Les voies lacrymales devront être absolument

perméables. En cas de doute, je cache pendant une nuit l'œil qui doit être opéré sous un tampon d'ouate antiseptique. Si, le lendemain, l'ouate est imprégnée de matière purulente ou muco-purulente, si les paupières sont agglutinées, si les angles de l'œil sont recouverts de muco-pus desséché, si, en comprimant le sac lacrymal, on fait sourdre par les points lacrymaux un liquide louche, il faut différer absolument l'opération et faire suivre un traitement local jusqu'à guérison complète. Sans cette précaution, on s'expose à de graves accidents, que les pansements antiseptiques les mieux faits, le plus souvent répétés, conjurent très rarement.

En dernier lieu, on se renseignera sur l'état des fonctions abdominales pour prescrire un laxatif au besoin, la veille de l'opération, car le malade doit éviter le moindre effort pendant les deux jours qui suivent.

L'opération étant décidée, nous avons à examiner le choix du lieu de l'opération, l'heure la plus propice, la toilette de l'opérateur, des instruments, de l'œil du malade, puis l'opération elle-même dans tous ses détails, et le pansement qui la termine.

L'*heure* importe peu, pourvu qu'elle permette de revoir le malade six ou huit heures après l'opération pour se rendre compte de son état et renouveler le pansement au besoin.

Il faut opérer chez soi, dans une salle bien aérée, d'une propreté irréprochable, et d'une douce température.

Il y a de sérieux inconvénients à se transporter au domicile des malades. L'installation y sera souvent défectueuse, même chez les personnes les

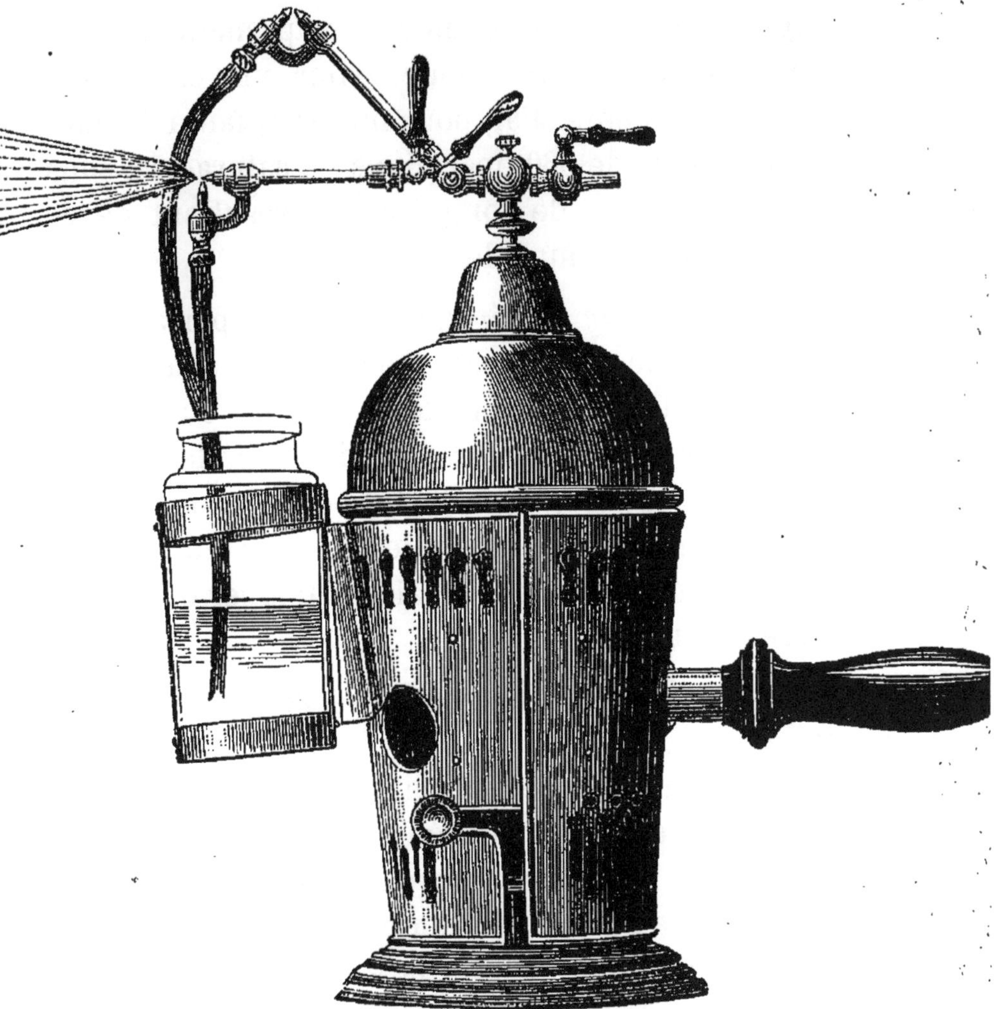

Fig. 85. — Vaporisateur Lucas-Championnière, pour la chambre d'opération.

plus aisées ; le jour, le lit, les accessoires, seront insuffisants. On pourra manquer d'instruments indispensables ou d'objets de pansement, au moment où l'on s'y attendra le moins. Il n'y a, au contraire, aucun inconvénient à opérer loin du domicile du patient, qui pourra, sans redouter aucune complication, monter en voiture et regagner lentement sa demeure en prenant les précautions nécessaires pour éviter un choc, une secousse violente. J'ai, pour ma part, fait à l'heure actuelle plus de 560 opérations de cataractes, sans jamais observer de complications résultant de ce déplacement du malade.

La *toilette de l'opérateur* a son importance. Il doit éviter de porter des vêtements lui ayant servi récemment à voir des malades atteints d'affections virulentes ou contagieuses. Il devra se laver avec du liquide antiseptique la barbe, le visage et les mains, qui, maintenus au-dessus de l'œil pendant l'opération, pourraient y laisser tomber des poussières septiques.

Les *instruments* doivent être l'objet d'un soin minutieux, surtout ceux qui pénètrent dans la chambre antérieure. Je ne suis pas partisan du *flambage*, qui a l'inconvénient de les détremper. Il suffit de les plonger pendant quelques minutes dans de l'eau bouillante ou dans de l'alcool à 96°, et de les déposer ensuite dans un récipient rempli de liquide antiseptique. Un vase en porcelaine pour demi-plaque de photographie remplit bien cette indication.

Toilette du malade. — Après avoir vérifié l'état des culs-de-sac, des points lacrymaux, du bord palpébral, il faut laver soigneusement les paupières, les sourcils, les cils avec un tampon d'ouate et du liquide antiseptique, puis instiller quelques gouttes d'un collyre à la cocaïne (salicylate de cocaïne de préférence).

Position de l'opéré. — La position horizontale est toujours la meilleure. Le malade sera placé sur un lit ou sur un fauteuil spécial, la tête maintenue par un aide si cela est nécessaire.

L'*éclairage*, pour être bon, devra venir de côté.

Le chirurgien se tiendra en avant et à droite du malade pour opérer l'œil gauche, en arrière pour l'œil droit.

Procédés opératoires. — Les divers procédés peuvent être ramenés à deux principaux : l'extraction à *lambeau* et l'extraction *linéaire*, qui se subdivisent en : extraction à lambeau simple ou combinée à l'iridectomie ; extraction linéaire simple, ou combinée à l'iridectomie. Tous les procédés rentrent dans ces quatre, et ne diffèrent que par la forme et l'emplacement de la section cornéenne. Je cite pour mémoire le procédé par abaissement, complètement abandonné, l'extraction du cristallin dans sa capsule, et l'aspiration de la cataracte, que j'exposerai brièvement à la fin de ce chapitre.

Extraction à lambeau simple.

L'extraction à lambeau consiste à tailler dans la cornée un lambeau plus ou moins large, plus ou moins périphérique, suivant la consistance et la

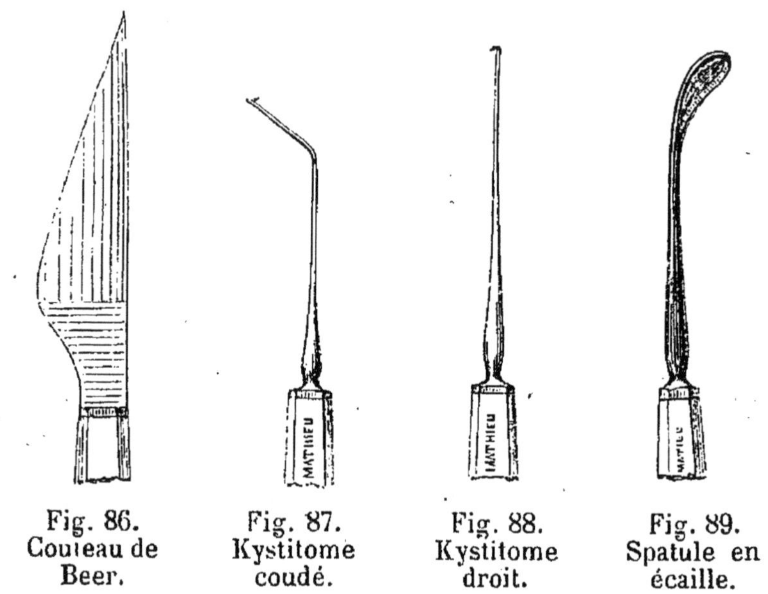

Fig. 86. Couteau de Beer.

Fig. 87. Kystitome coudé.

Fig. 88. Kystitome droit.

Fig. 89. Spatule en écaille.

grosseur du noyau. Lorsque la plaie cornéenne est faite dans sa partie supérieure, la section se

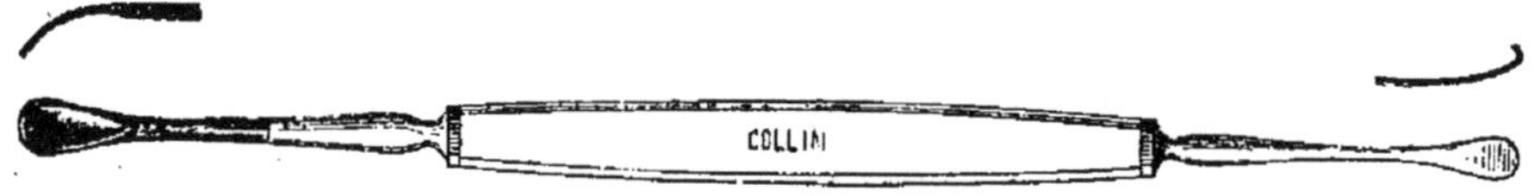

Fig. 90. — Curette double de Critchett et Bowmann.

nomme *kératotomie supérieure ;* elle s'appelle *kératotomie inférieure* dans le cas contraire.

Il n'est pas indifférent de choisir l'une ou l'autre. En effet, la première est cachée en grande partie par la paupière supérieure, tandis que la seconde est toujours visible. En outre, si l'on se trouve obligé de sectionner l'iris, il vaut mieux le faire à la partie supérieure pour diminuer l'éblouissement causé par la grande lumière.

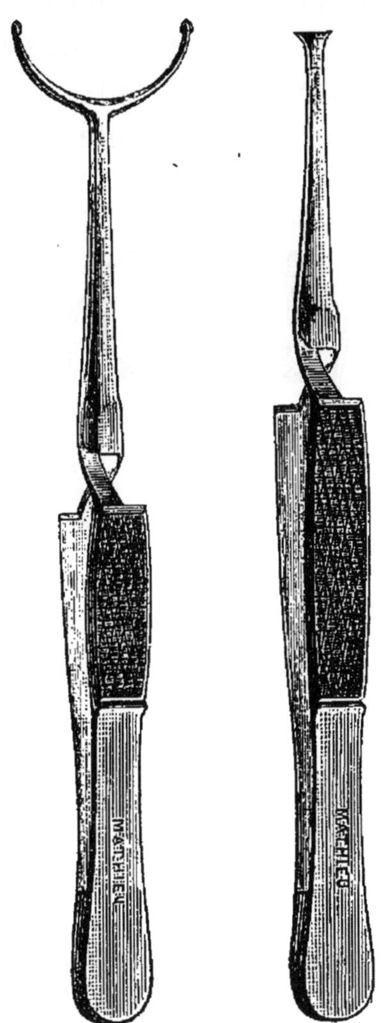

Fig. 91. — Pince à double fixation Vacher.

Fig. 92. — Pince à fixation Vacher.

Instruments nécessaires : Pince à fixation. — Couteau à cataracte. — Kystitome. — Spatule en argent ou en écaille. — Curette double, de Critchett et Bowmann. — Pince à iridectomie. — Ciseaux à iris et blépharostat.

Il existe une foule de modèles de tous ces instruments, et chaque opérateur préconise ceux dont il se sert. La raison en est facile à comprendre : on manie bien mieux un instrument auquel on est habitué ou qu'on a fait construire suivant ses aptitudes ou ses besoins.

Obligé d'opérer presque toujours sans aide, j'ai,

de mon côté, imaginé plusieurs instruments, que je crois plus simples et plus maniables. Ils m'ont permis d'apporter dans le manuel opératoire des modifications qui le rendent plus facile, plus rapide, et diminuent le nombre des accidents.

Ces instruments, qui ont été présentés à la société de chirurgie et à la société française

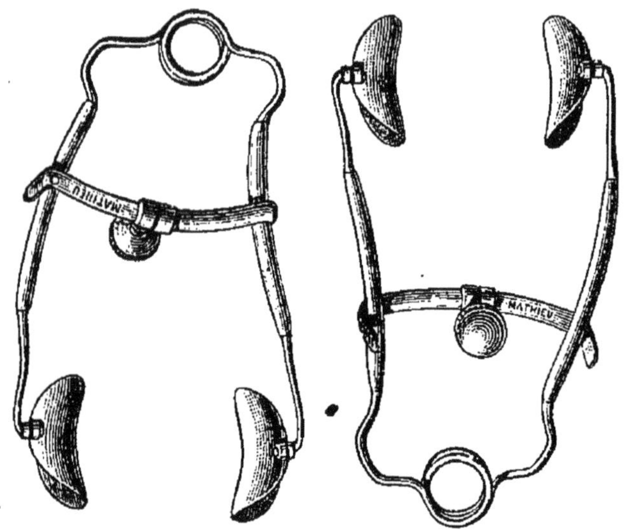

Fig. 93. — Blépharostat Vacher.

Le blépharostat mis en place sert indifféremment pour les deux angles, par suite de la mobilité de ses branches.

d'ophtalmologie, sont : 1° une pince à fixation sans taquet ni verrou ; 2° une pince à iridectomie, construite sur le même principe ; 3° une pince kystitome à écartement variable ; 4° le décoiffeur du cristallin ; 5° un blépharostat qui sert pour l'angle interne et l'angle externe, parce que les deux parties qui écartent les paupières sont mobiles et permettent de porter les branches du côté de la tempe ou du côté du nez, et de soulever facilement les paupières pour faire des injections antiseptiques dans les culs-de-sac. Le décoiffeur du cristallin a la forme d'un petit écarteur de deux millimètres de large (fig. 96); il sert à entraîner le sphincter de l'iris à la périphérie, en le dilatant, et le cristallin, véritablement décoiffé de l'iris, vient se présenter dans la plaie cornéenne.

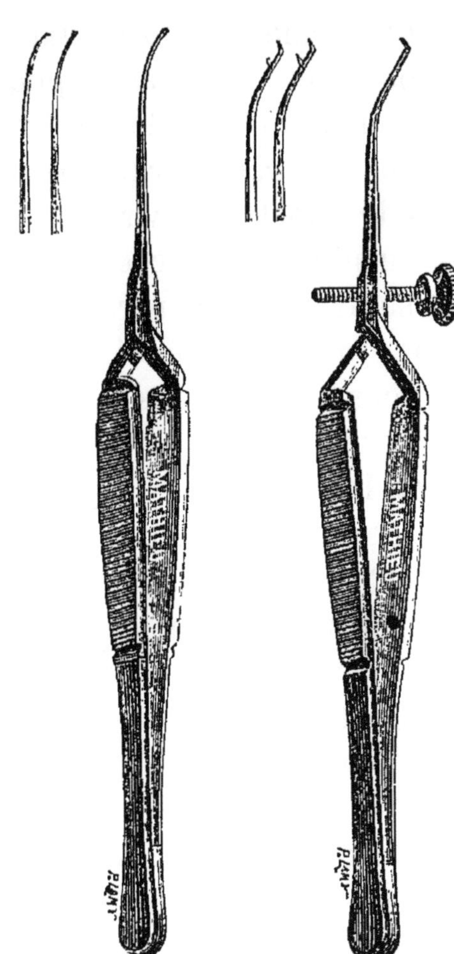

Fig. 94. — Pince à iridectomie Vacher.

Fig. 95. — Pince kystitome Vacher.

L'extrémité du manche du décoiffeur porte une aiguille coudée à angle droit, qui sert pour harponner le cristallin dès qu'il entrebâille les lèvres de la section.

Je me permets de conseiller mes instruments à ceux qui opèrent sans aide. Je crois qu'ils leur rendront de véritables services [1].

[1] Ces instruments se trouvent maison Mathieu.

Outre les instruments indispensables, on devra toujours avoir sous la main les objets qui sont nécessaires avant, pendant et après l'opération : collyre à la cocaïne, à l'ésérine, iodoforme tamisé impalpable, vaseline boriquée, ouate antiseptique non irritante, bandeau ophtalmique de mon modèle ou bandes de flanelle légère, larges de 4 à 5 centimètres, longues de 4 mètres environ.

Dix minutes après l'instillation de cocaïne, l'insensibilité de l'œil est suffisante pour permettre de commencer l'opération, qui sera précédée d'injections antiseptiques sous les paupières et dans les culs-de-sac.

1er temps: **Section de la cornée.** — L'opérateur prend de la main gauche la pince à fixation, et de la droite, le couteau à cataracte. Il saisit la conjonctive dans le point diamétralement opposé à celui dans lequel il veut plonger le couteau, en bas et légèrement en dedans s'il fait la kératotomie supérieure (procédé toujours préférable), en haut et légèrement en dedans s'il fait la kératotomie inférieure, à laquelle on ne doit avoir recours que lorsqu'une adhérence de l'iris ou des leucomes gênent le manuel opératoire.

Dans tous les détails qui suivent, je ne parlerai que de la kératotomie supérieure.

Section. — Le malade regardant en bas, l'œil solidement fixé, en ayant soin cependant de ne pas comprimer le globe et d'avoir la main gauche bien assujétie et immobile, l'opérateur détermine avec soin les points d'entrée et de sortie du couteau, en calculant la largeur de sa section, suivant la nature de la cataracte qu'il opère.

Règle générale : *la section ne doit jamais dépasser la moitié de la circonférence de la cornée, ni être moindre que son tiers.* Mieux vaut une section très large, qui permettra facilement la sortie du cristallin et des masses corticales.

Une section trop étroite expose aux contusions de l'iris et des angles de la plaie, à un nettoyage difficile de la pupille, à l'issue du corps vitré provoqué par les pressions que nécessite l'expulsion du cristallin.

La section doit être de préférence dans le limbe scléro-cornéen, juste à l'endroit où la cornée perd sa transparence. Le tranchant de la lame étant dirigé vers le front, la pointe du couteau pénètrera à un millimètre au-dessus de l'extrémité externe du diamètre horizontal. Une fois dans la chambre antérieure, le manche du couteau sera légèrement abaissé, de manière à faire cheminer la lame parallèlement à l'iris jusqu'au point déterminé pour la contre-ponction, qui sera faite immédiatement, en ayant soin de se rappeler que la cornée produit une illusion d'optique, qui fait voir la pointe plus rapprochée qu'elle n'est réellement et qui expose à faire la contre-ponction un peu trop en arrière. Du reste, cette petite erreur n'aurait d'autre inconvénient que de donner quelques gouttes de sang, et de faire sectionner un peu de conjonctive.

La contre-ponction faite, par des mouvements de va-et-vient, on terminera la section en suivant le limbe scléro-cornéen. On doit la faire cependant assez vite pour que l'écoulement de l'humeur aqueuse ne permette pas à l'iris de se présenter sous le tranchant du couteau.

Au moment de terminer la section, on doit agir lentement pour éviter que le couteau ne quitte trop brusquement l'œil et que le malade ne contracte violemment les paupières.

Après la section de la cornée, un certain nombre d'opérateurs, surtout ceux qui sont entourés d'aides expérimentés, enlèvent le blépharostat, laissent reposer l'œil quelques instants, et font l'ouverture capsulaire sans remettre le blépharostat. Cette méthode est préférable quand on peut confier à un aide le soin de maintenir les paupières convenablement écartées, ou lorsqu'on redoute une contraction involontaire et brusque des paupières du malade. En effet, les paupières, étant libres, se referment et empêchent qu'une violente contraction des quatre muscles droits ou du muscle ciliaire provoque une rupture de la zonule, et la hernie du corps vitré, qui se produirait fatalement, les paupières étant maintenues écartées par le blépharostat. J'ai l'habitude de laisser en place mon blépharostat jusqu'à la fin de l'opération, et jamais je n'ai dû le regretter, grâce à la rapidité avec laquelle le décoiffeur du cristallin me permet d'achever l'extraction de la lentille.

2e *temps :* **Capsulotomie.** — L'ouverture de la capsule peut se faire soit avec la pointe du couteau au moment où il traverse la chambre antérieure (procédé de Nélaton), soit avec le kystitome.

Pour déchirer la capsule avec le kystitome, on l'introduit dans l'œil en soulevant le lambeau le moins possible, afin d'éviter l'entrée d'une bulle d'air ; il doit cheminer sans blesser l'iris avec sa pointe.

Arrivé au bord inférieur de la pupille, on dirige sa pointe contre la capsule, qu'on déchire de bas en haut, jusqu'au bord supérieur de la pupille. Le kystitome est ensuite retiré avec précaution ; à l'exemple de Nélaton, on peut ouvrir la capsule avec la pointe du couteau, avant la contre-ponction ; mais cette manœuvre demande une grande habileté de main pour éviter une blessure de l'iris ou la luxation du cristallin. On peut se servir aussi de la pince à capsule de de Wecker.

3e temps : **Extraction du cristallin.** — Nous arrivons au moment le plus délicat de l'opération. Si la section cornéenne et la déchirure de la capsule ont été suffisantes, le cristallin porté en avant sort de sa loge par suite de la pression du corps vitré contre la cristalloïde postérieure et ne tarde pas à entrebâiller la plaie cornéenne. Une légère pression à la partie inférieure de la conjonctive avec la curette favorise sa sortie, pendant laquelle les paupières seront maintenues écartées sans contraction aucune, le malade regardant fortement en bas. Ce temps de l'opération doit être exécuté lentement, sans violence, pour éviter un accident très grave : la rupture de la zonule. Avec le cristallin s'échappe ordinairement la plus grande partie des masses corticales moins dures que le noyau.

La sortie de la cataracte est loin d'être toujours aussi simple. Fréquemment l'iris se contracte après la section cornéenne, et coiffe tellement le cristallin, que la lentille ne quitte pas la loge capsulaire, malgré les douces pressions faites pour favoriser sa sortie.

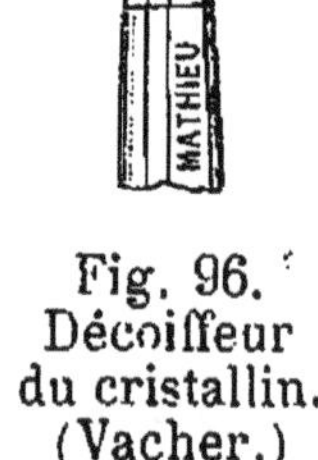

Fig. 96. Décoiffeur du cristallin. (Vacher.)

Que faut-il faire alors ? Enlever le blépharostat s'il est encore en place, faire une iridectomie ou se servir de mon décoiffeur. Je ne parle pas de refaire la capsulotomie, car je suppose que la déchirure de la capsule aura toujours été bien exécutée. La section d'un lambeau de l'iris est faite comme pour une iridectomie ordinaire ; seulement, pour ne pas avoir une pupille artificielle trop grande, il faut saisir l'iris près de son sphincter, et sectionner près des mors de la pince. On obtiendra de la sorte une pupille en bombe, au lieu de l'avoir en trou de serrure.

Emploi du décoiffeur du cristallin. — L'œil regardant en bas, les paupières bien écartées, la curette appuyant légèrement sur la partie inférieure de la conjonctive dans le point qu'occupait la pince à fixation, le décoiffeur est introduit jusqu'au centre pupillaire et vient embrasser la partie supérieure du sphincter. On l[illegible]etire ensuite légèrement jusqu'au dehors de la plaie cornéenne. Il entraîne l'iris en dilatant l'ouverture pupillaire, et le cristallin, véritablement décoiffé de l'iris, vient se présenter dans la plaie cornéenne. Rien de plus simple alors que de le harponner avec le crochet recourbé, qui est fixé à l'autre extrémité du décoiffeur, et de l'entraîner lentement au dehors sans produire aucune pression sur le globe. Inutile de se servir du décoiffeur lorsque l'iris cède facilement à la pression du cristallin.

4e *temps :* **Nettoyage de la pupille.** — Le cristallin expulsé, on abandonne les paupières, et le malade ferme doucement les yeux. Au bout de quelques instants de repos, on exerce de douces pressions sur le globe oculaire avec la face palmaire du pouce, pour refouler de bas en haut vers la plaie les masses corticales restées dans l'œil, pendant qu'avec l'autre main, on exerce, en sens inverse et de la même manière, de douces pressions sur la paupière supérieure. On continue ces légères manœuvres jusqu'à ce que la pupille apparaisse complètement noire. Après la sortie des masses corticales, s'il reste quelques débris capsulaires, on les saisit avec de fines pinces à griffes ou à mors plats. Enfin, on procède au *lavage* de la plaie et de la *chambre antérieure* pour chasser les dernières parcelles de la lentille et faciliter la coaptation des lambeaux.

Ce lavage peut se faire soit au moyen d'un tampon d'ouate trempée dans un liquide antiseptique non irritant, qu'on exprime sur les bords de la section cornéenne, et qu'on fait pénétrer dans la chambre antérieure en appuyant avec une simple curette ou une spatule sur la lèvre périphérique de la cornée, soit au moyen d'une seringue de Pravaz, munie d'une canule très fine au lieu d'aiguille, soit au moyen du petit siphon dont je me sers toujours. Il se compose d'un flacon de verre à large tubulure, muni d'un bouchon de caoutchouc percé de deux trous ; dans l'un passe le tube de verre recourbé, au bout duquel se fixe le tube de caoutchouc muni des canules mobiles; dans l'autre, passe un second tube de verre, permettant l'entrée de l'air filtré à travers un tampon d'ouate antiseptique.

Les fines canules sont introduites avec précaution dans la chambre antérieure, et le liquide poussé très lentement si on se sert de la seringue de Pravaz ou de toute autre semblable, construite à cet effet.

Pour mon siphon, il suffit qu'un aide élève le flacon de quelques centimètres au-dessus de la tête de l'opéré pour avoir un jet uniforme et suffisamment fort.

Le liquide qui pénètre dans la chambre antérieure provoque la sortie des moindres parcelles échappées à la première partie du nettoyage, parcelles dont la présence entre les lèvres de la plaie pourrait être une cause d'irritation ou de cicatrisation vicieuse.

Je pratique le lavage de la chambre antérieure depuis 1883. J'en suis resté un des plus chauds défenseurs, car après l'avoir fait plus de quatre cents fois, je n'ai pas un seul accident à lui reprocher. J'emploie, pour cette injection intra-oculaire, de l'eau pure, récemment bouillie, portée à 20 ou 25 degrés, pour éviter au malade une sensation de froid désagréable, suivie de contraction involontaire des paupières, particulièrement dangereuse à ce moment de l'opération.

5e temps: **Pansement.** — Le nettoyage de la pupille et de la plaie terminé, on procède à une dernière irrigation antiseptique de l'œil et des paupières, on instille quelque gouttes du collyre de salicylate d'ésérine pour obtenir une contraction pupillaire destinée à éviter un enclavement de l'iris dans les premières heures qui suivent l'opération, puis les paupières des deux yeux sont refermées avec précaution.

J'ai l'habitude de les enduire de vaseline boriquée avant d'appliquer le pansement, qui se compose d'une forte couche d'ouate antiseptique maintenue par mon bandeau ophtalmique ou quelques tours d'une bande de gaze ou de flanelle très légère. Ce pansement doit être occlusif et non compressif; il faut donc serrer modérément la bande sous peine de faire bâiller les lèvres de la plaie et favoriser une hernie de l'iris.

Le premier pansement est renouvelé au bout de vingt-quatre heures. A ce moment, sans laisser le malade entr'ouvrir les paupières, on débarrasse le bord des cils et le coin de l'œil des mucosités, et le pansement est refait de la même manière que le premier.

Le troisième jour, il est bon d'instiller quelques gouttes d'atropine pour empêcher l'iris de se souder aux débris capsulaires. Le cinquième, on peut ouvrir l'œil sans crainte et juger de l'état de la cicatrice. Ce jour-là, l'œil opéré, seul, est recouvert, si l'autre possède encore une vision suffisante pour rendre quelques services au malade. Enfin, le huitième jour ou le neuvième, le bandeau est remplacé par un bandeau noir flottant ou des lunettes coquilles fumées, teinte n° 4 ou 5.

Accidents opératoires.

Je vais passer en revue les accidents qui peuvent survenir à chaque temps de l'opération.

1er temps. — 1° Si l'opérateur calcule mal l'endroit de sa ponction et la fait trop haut, trop bas, trop en dedans, trop en dehors, il devra corriger son erreur en déplaçant le point de la contre-ponction, de manière à obtenir toujours un lambeau atteignant au moins le tiers de la circonférence de la cornée. Mais, si le couteau a pénétré dans un endroit très mal placé, il vaudra mieux le retirer et différer l'opération.

2° Si la pointe du couteau, mal dirigée, pique la cornée ou l'iris, il faut, par de légers mouvements en arrière, la délivrer, en prenant garde de laisser écouler l'humeur aqueuse, ou la retirer complètement et remettre encore l'opération si la chambre antérieure s'est vidée.

3° Lorsque cet accident se produit au moment de la contre-ponction ou que l'iris se présente sous le tranchant du couteau, il ne faut pas interrompre l'achèvement de la section cornéenne, mais régulariser ensuite l'iridectomie involontaire, pour ne pas laisser subsister une double pupille.

4° La section terminée, si le lambeau est trop petit, il faut l'agrandir d'un coup de ciseau courbe pour faciliter la sortie du cristallin.

2e *temps.* — Quelquefois la capsule offre une certaine résistance par suite de son épaississement; il ne faudrait pas exagérer la pression du kystitome, sous peine de produire la rupture de la zonule ou la luxation du cristallin.

Il vaut mieux employer la pince à capsule à mors inférieurs de de Weker, qui permet l'arrachement d'un lambeau capsulaire. Si malheureusement cet accident vient à se produire, il faut terminer au plus vite l'opération en extrayant le cristallin avec la curette, pendant que le malade évite toute contraction des paupières et qu'un aide soulève le blépharostat.

3e *temps.* — L'accident le plus sérieux est l'issue du corps vitré, qui se produit quelquefois pendant les manœuvres faites pour extraire la cataracte. Elle peut précéder ou suivre la kystotomie, et dépendre de plusieurs causes : d'une rupture prématurée de la zonule, d'une section trop périphérique, d'efforts violents du malade, de pression trop brusque de l'opérateur.

Quelle qu'en soit la cause, dès que le corps vitré apparaît dans la plaie, il faut enlever l'écarteur ou lâcher les paupières, recommander au malade de ne faire aucun effort, puis, sans tarder, aller à la recherche du cristallin avec la curette, parce que toutes les autres manœuvres pourraient augmenter la perte du corps vitré, sans favoriser l'extraction.

4e *temps.* — Après l'extraction du cristallin, il n'y a plus à redouter qu'un nettoyage incomplet de la pupille, une hernie de l'iris, ou la suppuration de la cornée. On ne devra faire le pansement qu'après s'être assuré que la pupille est complètement noire, que l'iris réduit s'est contracté, et que la plaie a été complètement débarrassée des débris capsulaires et des caillots sanguins.

Quant aux complications postérieures, nous y reviendrons en dernier lieu après avoir parlé des autres procédés d'extraction.

Extraction à lambeau combinée avec l'iridectomie.

Ce procédé ne se distingue du précédent que par l'iridectomie, qui se pratique entre le premier et le deuxième temps. Lorsque la section de l'iris est suivie d'un certain écoulement sanguin qui masque rapidement la pupille, il est facile de l'évacuer par de légères pressions. Au bout de quelques instants, on continue sans se préoccuper autrement de cette légère hémorrhagie, qui cesse presque toujours au moment de la sortie de la lentille.

On ne fait l'iridectomie dans l'extraction à lambeau que lorsqu'on éprouve une difficulté pour extraire le cristallin, ou lorsque l'atonie de l'iris fait craindre son prolapsus.

Ordinairement, on doit faire la section de l'iris aussi étroite que possible, et choisir la kératotomie supérieure pour éviter les cercles de diffusions causés par la grande lumière, et pour permettre aux opérés de remédier à cet inconvénient en fermant un peu les paupières.

Le pansement, les suites opératoires, sont les mêmes que dans le procédé à lambeau simple.

Extraction linéaire simple.

C'est à de Graefe qu'on doit les règles opératoires et les indications de l'extraction linéaire simple. Persuadé que l'étendue de l'incision cornéenne doit être en rapport avec la consistance de la cataracte ou sa grosseur, et que les dangers d'une plaie intéressant presque la moitié de la circonférence de la cornée doivent être diminués si la cataracte peut sortir par une section moins longue, sans contusionner les bords de la plaie, ou tirailler ses angles, il a prescrit l'emploi de l'extraction linéaire simple pour les *cataractes molles* ou *liquides*, et pour les *cataractes traumatiques*, chez les sujets âgés de moins de vingt-cinq ans.

Instruments nécessaires : Blépharostat. — Pince à fixation. — Couteau lancéolaire. — Kystitome. — Curette double. — Spatule en argent. — Mêmes accessoires que pour l'extraction à lambeau. Il sera bon d'avoir sous la main les instruments nécessaires à l'iridectomie en cas de besoin.

1er temps : **Section de la cornée.** — L'opérateur saisit avec la pince à fixation un pli conjonctival dans le point diamétralement opposé à celui où il veut faire la ponction. Puis, avec la pointe du couteau lancéolaire droit ou coudé, suivant le cas, il pénètre dans la cornée à deux millimètres environ de la sclérotique, en ayant soin d'abaisser un peu le manche de l'instrument dès que la pointe est visible dans la chambre antérieure, pour faire cheminer la lame parallèlement à l'iris. La pointe doit s'avancer jusqu'à ce que la plaie externe mesure de 7 à 8 millimètres.

Pour éviter la sortie brusque de l'humeur aqueuse, on retire lentement le couteau en rapprochant le plus possible sa pointe de la face postérieure de la cornée, et l'on agrandit aussi la plaie interne, si cela est nécessaire.

2e temps. — **Déchirure de la capsule.** — Sans abandonner la fixation de l'œil, on introduit le kystitome de manière à ce que sa petite lame coupante y entre la dernière, couchée à plat contre la face postérieure de la cornée. Arrivé près du bord pupillaire le plus éloigné de la section, on fait décrire au manche du kystitome un quart de tour, afin que sa pointe se trouve en contact avec la capsule, que l'on déchire largement jusqu'au bord pupillaire opposé en retirant l'instrument. On couche de nouveau l'instrument sur le plat, puis on le sort de la chambre antérieure, la petite lame en arrière, c'est-à-dire en sens inverse de sa position d'entrée.

3e temps : **Évacuation des masses cataractées.** — Dès que la capsule est déchirée, on voit les masses opaques se répandre dans la chambre antérieure. Il suffit de déprimer la lèvre externe de l'incision cornéenne avec une spatule ou la curette pour favoriser leur sortie pendant qu'on presse légèrement sur la partie opposée. Cette petite manœuvre doit être répétée jusqu'à ce que la pupille apparaisse complètement noire. On peut attendre avant de la renouveler que l'humeur aqueuse se soit reformée, les débris sortiront avec elle. Cependant, il ne faut pas s'inquiéter de la présence de quelques débris, pourvu qu'ils ne soient pas capsulaires, car chez les jeunes sujets, ils se résorbent très rapidement. Au contraire, il est de toute nécessité d'enlever les autres. On ira les saisir avec de fines pinces à griffes ou à mors plats.

En pratiquant le lavage de la chambre antérieure, on obtiendra un nettoyage parfait et l'issue des moindres parcelles de la cataracte, qui seront entraînées par le liquide qui tourbillonne.

Lorsque les débris capsulaires offrent une certaine résistance, il ne faut pas tirer sur eux trop violemment, on pourrait déterminer une iridodialyse, une irido-cyclite grave. Il est préférable de recourir à l'iridotomie lorsque la guérison de l'œil est complète.

4e temps : **Pansement.** — Il est le même que pour l'extraction à lambeau. Après avoir procédé au lavage antiseptique de l'œil, constaté que l'iris est réduit, instillé quelques gouttes d'un collyre à la cocaïne, il faut refermer les paupières avec soin, appliquer la couche d'ouate antiseptique et le bandeau.

Le *traitement consécutif* est des plus simples, il est très rare qu'il se produise de complication grave. Le pansement est renouvelé au bout de vingt-quatre heures, le troisième jour on instille un peu d'atropine ; on fait de même jusqu'au septième, où le bandeau est remplacé par un bandeau noir flottant et des lunettes fumées.

Accidents ou complications. — Au moment de la sortie de l'humeur aqueuse, si l'iris vient faire hernie dans la plaie, il ne faut pas s'en préoccuper, il rentre le plus souvent de lui-même après l'évacuation des masses cristalliniennes. On peut l'aider au besoin par de douces frictions ou la réduire à l'aide de la spatule ; mais il faut se résigner à en faire l'excision si la hernie se reproduit de nouveau et fait craindre un enclavement qu'il faut éviter par-dessus tout.

Le *prolapsus du corps vitré* arrive bien plus rarement ; s'il vient à se produire, on se hâte de retirer avec la curette ce que l'on peut de cataracte, pour terminer au plus vite l'opération ; le reste des opacités se résorbe en quelques semaines.

Une erreur de diagnostic peut mettre le chirurgien en face d'un cristallin plus dur qu'il ne l'avait supposé, incapable de passer par une aussi petite ouverture. Dans ce cas, il faut agrandir la section et terminer l'opération séance tenante, comme pour le procédé à lambeau.

Extraction linéaire combinée avec l'iridectomie. Procédé de de Graefe.

Ce procédé, qui, pendant quelques années, a joui d'une grande vogue, est le résultat de plusieurs tentatives faites successivement par de Graefe, Critchett et Bowmann. Mais ce fut en dernier lieu de Graefe qui contribua le plus à son adoption définitive en imaginant le couteau très étroit qui porte son nom et qui permet de faire une incision vraiment linéaire dans la partie opaque du limbe scléro-cornéen.

Avant lui, les incisions cornéennes se faisaient toujours avec le couteau lancéolaire ou celui de Beer.

De Graefe fit d'abord, au moyen d'un couteau lancéolaire, une large section très près du bord de la cornée.

Critchett et Bowmann firent l'incision encore plus périphérique et tangente au bord de la cornée. Jacobson alla plus loin, et la fit dans le limbe scléro-cornéen. Enfin de Graefe, par son couteau, la rendit linéaire, c'est-à-dire suivant un plan passant par le centre de l'œil.

Instruments nécessaires : Blépharostat. — Pince à fixation. — Couteau de de Graefe. — Kystitome. — Pince à iridectomie. — Ciseaux de Dowel ou pinces-ciseaux de de Wecker. — Curette. — Spatule en argent ou en écaille.

Les soins préliminaires, les objets de pansement, sont les mêmes que pour l'extraction à lambeau.

1er temps : **Section de la sclérotique.** — Le blépharostat mis en place, la toilette de l'œil complète, l'opérateur saisit la conjonctive avec la pince à fixation dans le même point que pour l'extraction à lambeau, c'est-à-dire au-dessous du diamètre vertical, car dans le procédé de de Graefe, la section scléro-cornéenne doit toujours être supérieure. Il prend de la main droite le petit couteau de de Graefe, le tranchant dirigé en haut, et ponctionne la sclérotique à un millimètre du bord cornéen, et à deux millimètres au-dessous de la ligne tangente à la partie supérieure de la circonférence de la cornée. Une fois dans la chambre antérieure, il pousse horizontalement le couteau au-devant de l'iris pour gagner le côté opposé et faire la contre-ponction à la même hauteur, dans un point symétrique. La pointe ressortie de l'œil, il achève la section par des mouvements de va-et-vient, en dirigeant le tranchant en avant, pour qu'il agisse dans un plan passant par le centre de l'œil. La section de la sclérotique terminée, il reste encore un petit pont de conjonctive qu'il faut couper en ramenant encore plus le tranchant dans la direction horizontale, sous peine d'avoir un lambeau conjonctival qui viendrait gêner le reste de l'opération. Il sera même préférable de faire comme plusieurs opérateurs, qui commencent leur section un peu plus bas, et viennent la terminer juste au limbe scléro-cornéen pour éviter le plus léger lambeau conjonctival.

2e temps : **Iridectomie.** — Généralement, l'iris fait hernie ; on l'excise comme pour une iridectomie antiphlogistique, en ayant soin de relever et de rabattre sur la cornée le lambeau conjonctival, s'il en existe. Dans le cas où l'iris serait resté en place, on irait le saisir près du bord pupillaire. Il importe de faire la section irienne avec soin, et d'éviter l'enclavement de ses bords dans les extrémités de la plaie.

3e temps : **Déchirure de la capsule.** — Après avoir fait évacuer le sang qui parfois remplit la chambre antérieure, le chirurgien introduit le kystitome avec précaution, en soulevant avec le dos de l'instrument la lèvre antérieure de la section, et le fait cheminer en rasant la face postérieure de la cornée, jusqu'à la partie inférieure de la pupille. La petite lame retournée contre la cristalloïde, il fait alors deux incisions en forme de V, qu'il rejoint par une troisième, pour ouvrir la capsule suivant un grand lambeau triangulaire. Mon kystitome double, à écartement variable, permet de faire une seule déchirure qui détermine un large lambeau. De toute façon, il faut pratiquer ce troisième temps avec une main très légère, sous peine de luxer le cristallin ou de rompre la zonule, accidents très graves, qui obligeraient à terminer au plus vite l'opération, en extrayant le cristallin avec la curette.

4e temps: **Extraction du cristallin.** — Avec le dos de la curette de de Graefe, on appuie légèrement sur la sclérotique vers le bord inférieur de la cornée. Dès que le cristallin entre-bâille la plaie, on continue cette pression en remontant jusqu'à ce que la lentille soit sortie tout à fait. On peut aussi faciliter l'extraction de la lentille en déprimant légèrement le bord externe de l'incision scléroticale. On enlève ensuite la pince à fixation et l'écarteur pour donner au malade quelques minutes de repos.

5e temps: **Nettoyage de la pupille.** — Le plus souvent, le cristallin ne sort pas avec ses masses corticales ; il faut les extraire de la même manière que dans l'opération à lambeau, soit avec la curette, soit avec des massages méthodiques, soit par le lavage de la chambre antérieure. On insistera sur ce nettoyage, surtout dans les cas de cataracte incomplète, pour éviter une cataracte secondaire; il sera suffisant quand la pupille apparaîtra en forme de trou de serrure et complètement noire.

Malgré cela, si quelques débris capsulaires opaques restaient adhérents, il ne faudrait pas les attirer trop fortement au dehors, sous peine de rupture de la zonule et d'issue d'une certaine quantité d'humeur vitrée. Mieux vaudrait attendre la guérison complète pour les arracher plus tard, par une section beaucoup plus étroite, si elles gênaient la vision.

Les pansements et les soins consécutifs sont les mêmes que pour l'extraction à lambeau.

Accidents ou complications. — Quand on a fait la ponction, le tranchant dirigé en bas, ou quand on a mal choisi son emplacement, de manière à ne pas pouvoir le corriger par la contre-ponction, il faut retirer le couteau et remettre l'opération à quelques jours.

Au contraire, la ponction bien faite, si le couteau prend une mauvaise direction et qu'on s'en aperçoive avant que la sclérotique soit de nouveau perforée, il faut revenir en arrière jusqu'à ce que la pointe ait reparu dans la chambre antérieure, pour mieux la diriger ensuite.

Il arrive souvent que l'humeur aqueuse s'échappe par la contre-ponction et forme une ampoule sous-conjonctivale, avant que la pointe ait eu le temps de percer la conjonctive; il ne faut pas s'en effrayer et pousser la pointe jusqu'à ce que la conjonctive soit coupée : l'ampoule s'affaisse aussitôt.

Je ne parle pas de l'épanchement sanguin intra-oculaire qui suit la section scléroticale et irienne; il n'est pas difficile de s'en débarrasser avec un peu d'habitude; on peut même ouvrir la capsule sans y prendre garde.

L'issue du corps vitré survient quelquefois à la suite d'incision trop périphérique, d'efforts violents du malade, de manœuvres trop violentes de la part du chirurgien. La conduite sera la même que dans les autres procédés : il faudra se hâter de terminer l'extraction avec la curette, et appliquer au plus vite le pansement. Si l'incision est trop petite, il faudra l'agrandir avec des ciseaux courbes, plutôt que de chercher par des manœuvres violentes à forcer la lentille à s'échapper par une fente trop étroite.

Pour éviter des enclavements de l'iris, dont l'effet est désastreux et qui réclament presque toujours une intervention chirurgicale ultérieure, il faut s'assurer de la rentrée des deux bords de l'iris sectionné, instiller de l'ésérine pour obtenir un myosis violent, pendant les quelques heures qui suivent, et ne pas hésiter à refaire une section de l'iris, si la pupille n'a pas la forme d'un trou de serrure.

En présence d'un accident quelconque, il faudra conserver tout son sang-froid, recommander au malade de respirer librement, de ne faire aucun effort, et le plus souvent on évitera par son calme une terminaison désastreuse.

Opération de la cataracte par abaissement.

L'abaissement de la cataracte consiste à la déplacer au moyen d'une aiguille, et à la refouler dans le corps vitré en pénétrant soit par la cornée, soit par la sclérotique. Cette méthode, la plus ancienne, d'opérer la cataracte, est complètement abandonnée de nos jours, à cause des accidents glaucomateux que le cristallin, devenu corps étranger dans le corps vitré, provoque de temps à autre.

Je trouve inutile d'en décrire ici le manuel opératoire.

Extraction par aspiration ou succion.

Cette méthode, imaginée par Laugier, était presque totalement abandonnée, lorsqu'il y a quelques années, plusieurs opérateurs y sont revenus avec succès dans certains cas de cataractes molles et liquides.

A travers une petite plaie linéaire faite dans le limbe scléro-cornéen ou dans la cornée, on fait pénétrer dans la capsule l'aiguille creuse ou la curette à succion, au moyen de laquelle on aspire les masses cristalliniennes (figure 97).

Ce procédé a l'inconvénient de laisser en place les deux feuillets de la cristalloïde, entre lesquels le plus souvent une cataracte secondaire ne tarde pas à se former.

Extraction du cristallin dans sa capsule.

Ce procédé, basé sur ce motif que la capsule, laissée dans l'œil, devient souvent une cause de diminution notable de la vision, a été complètement abandonné à cause des dangers qui en sont la conséquence. En effet, le plus souvent elle s'accompagne d'une perte notable du corps vitré qui peut entraîner des accidents irrémédiables.

Cependant, certains opérateurs étrangers lui sont restés fidèles. Ils n'opèrent qu'après anesthésie complète au chloroforme pour éviter toute contraction musculaire, et n'emploient ce procédé que lorsqu'ils craignent une rupture prématurée de la zone de Zinn, ou sont en présence de cataracte très mûre, avec tremblotement de l'iris, sur des yeux saillants atteints de forte myopie.

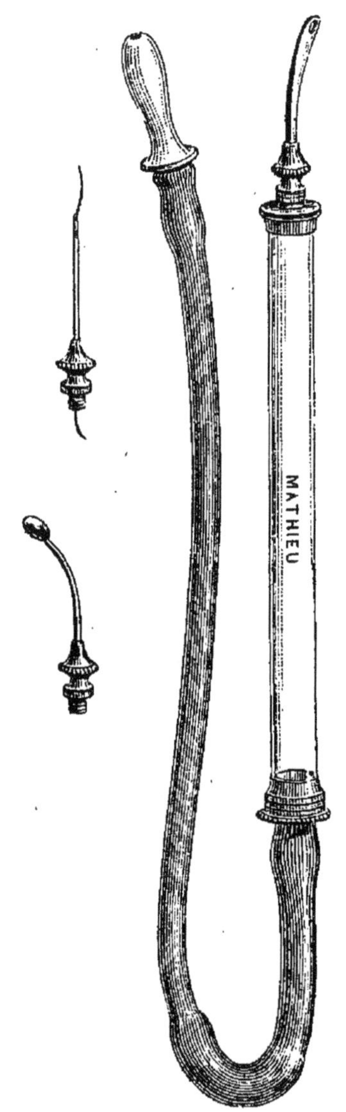

Fig. 97. — Instrument pour aspirer la cataracte.

Le manuel opératoire consiste à tailler un lambeau inférieur dans la sclérotique, distant d'un millimètre environ du limbe cornéen. On fait ensuite une iridectomie plus ou moins large, puis on introduit une large curette derrière le cristallin, qu'on ramène immédiatement au dehors en le pressant légèrement contre la face postérieure de la cornée.

Cette opération est absolument mauvaise, elle expose l'œil aux plus grands dangers. Aussi, je crois qu'elle doit être complètement abandonnée : 1° parce que le lavage de la chambre antérieure permet de débarrasser la cavité capsulaire de tous les débris ; 2° parce qu'il est toujours facile par une discision, une iridectomie, d'obvier aux opacités capsulaires qui peuvent se développer après l'opération de la cataracte par la méthode ordinaire.

Discision simple ou combinée avec l'iridectomie ou l'iridotomie.

La discision de la cataracte consiste à pénétrer dans la chambre antérieure avec une aiguille de Bowmann, et à déchirer plus ou moins largement la cristalloïde antérieure pour provoquer le gonflement et la résorption des masses cristalliniennes au contact de l'humeur aqueuse.

Cette méthode doit être réservée aux cataractes molles ou liquides. On pourra l'employer aussi chez les jeunes sujets âgés de moins de vingt-cinq ans, et dans les cas de cataracte secondaire.

La discision est simple lorsqu'on se contente de déchirer la capsule après avoir dilaté l'iris par des instillations de collyre à l'atropine ; elle est combinée lorsqu'on exécute, quelques semaines auparavant, une iridectomie.

1° *Discision simple.* — Il est important d'avoir une pupille dilatée, aussi largement que possible, pour bien étudier la nature de la cataracte et pouvoir dilacérer la capsule sans blesser ou contusionner l'iris.

Instruments nécessaires : Blépharostat. — Pince à fixation. — Aiguille de Bowmann.

L'œil préparé comme pour les procédés d'extraction, le chirurgien saisit la conjonctive avec la pince à fixation, tenue de la main gauche, dans le point qui lui paraît le plus convenable.

De la main droite, armée de l'aiguille de Bowmann, il ponctionne la cornée soit en haut soit en bas, mais toujours en dehors, et pénètre dans la chambre antérieure. Cette aiguille est munie d'un collier qui l'empêche de pénétrer trop profondément ; elle est, en plus, conique, de manière à s'opposer à la sortie de l'humeur aqueuse. L'opérateur conduit avec précaution l'aiguille jusqu'au bord supérieur ou inférieur de la capsule, qu'il pique et déchire plus ou moins de haut en bas, ou de bas en haut, suivant la nature de la cataracte.

Ce mouvement s'exécute en faisant décrire à la pointe de l'aiguille un arc de cercle autour de son point d'entrée pris pour centre. Pour éviter les complications qui pourraient résulter d'un gonflement trop rapide des masses cristalliniennes, il est

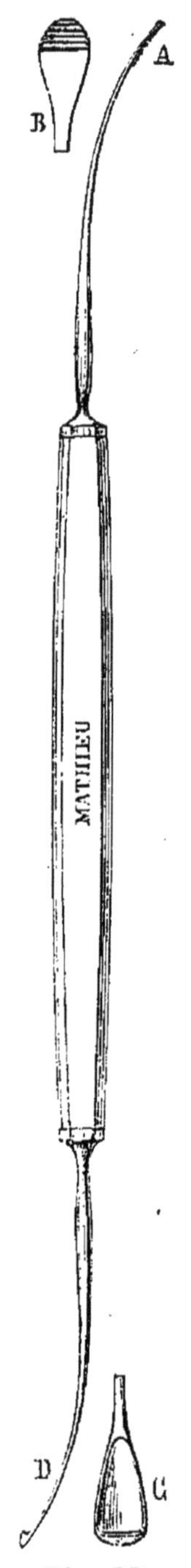

Fig. 98.
Large curette double.

préférable de faire l'incision de la capsule petite. On la renouvellera plus tard si cela est nécessaire. En retirant l'aiguille on évitera de laisser l'humeur aqueuse s'écouler en trop grande partie, car l'iris, revenant sur lui-même, viendrait recouvrir la section capsulaire, et souvent contracterait avec elle des adhérences nuisibles au succès de l'opération (synéchies postérieures).

La discision terminée, on instille quelques gouttes d'atropine, on fait un pansement antiseptique, et on applique le bandeau.

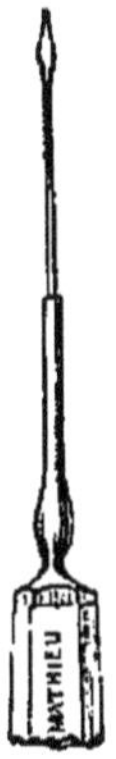

Fig. 99. Aiguille de Bowmann.

Chaque jour le pansement et les instillations d'atropine sont renouvelés. Au bout de six à huit jours, le bandeau est remplacé par les lunettes fumées, mais les mydriatiques sont continués pendant tout le temps que dure le travail de résorption.

La discision se pratique, de même, avec deux aiguilles qu'on enfonce près du centre de la cornée. Une fois piquées dans la capsule, il suffit de rapprocher leur manche pour que leurs pointes, en s'écartant, déchirent largement la capsule sans produire de tiraillement sur l'insertion ciliaire de l'iris.

Ces divers procédés ne donnent pas toujours de bons résultats, car les opacités restant dans l'intérieur de l'œil reprennent très facilement leur place et se soudent de nouveau. Il est bien préférable de faire une iridotomie, et d'extraire les débris capsulaires avec une fine pince à iris.

Accidents opératoires. — Fréquemment, à la suite d'une discision, on voit apparaître une iritis contre laquelle on lutte par des instillations d'atropine et des compresses glacées. Mais si le mal ne cède pas, il faut craindre des accidents glaucomateux et faire de suite l'extraction des masses cristalliniennes gonflées, par une incision linéaire combinée à l'iridectomie, malgré l'état inflammatoire de l'iris. Cette intervention sera le meilleur moyen pour calmer les douleurs et conjurer les accidents.

Cependant, si l'iritis était légère, on pourrait pratiquer une simple paracentèse et évacuer les masses contenues dans la chambre antérieure. On agirait de même si le gonflement trop rapide des masses corticales, par suite de la déchirure trop étendue de la capsule, faisait craindre des poussées glaucomateuses. Dans ce cas, l'incision linéaire serait plus longue et l'évacuation des masses se ferait en plusieurs fois, après reproduction de l'humeur aqueuse qui les entraîne à sa sortie.

Opération de la cataracte secondaire.

Une foule de procédés ont été mis en usage : discision avec une aiguille, avec deux aiguilles, extraction des débris avec des serretelles, iridotomie, iridectomie. Tous ces procédés donnent de bons résultats dans des mains habiles, surtout si on attend pour intervenir que toute trace d'inflammation ait entièrement disparu. On règlera sa conduite suivant chaque cas particulier, en ayant soin de tirailler le moins possible sur l'iris et de prendre après chaque intervention toutes les précautions nécessaires pour mettre l'œil à l'abri des germes extérieurs.

Choix du procédé opératoire.

Après avoir passé en revue les différents procédés opératoires qui sont employés aujourd'hui, je crois utile d'indiquer brièvement celui qui me paraît le meilleur.

Pendant quelques années l'engouement pour le procédé de Graefe a été tel, que presque partout l'extraction à lambeau sans iridectomie avait été abandonnée, sous prétexte qu'elle était plus difficile et donnait plus d'insuccès. Cependant un certain nombre de chirurgiens restèrent fidèles à l'ancien procédé à lambeau, en déplaçant la section, pour la faire à la limite extrême de la cornée transparente.

Pour ma part, depuis 1879, je me suis toujours servi, pour opérer la cataracte, de la méthode à lambeau taillé dans le limbe scléro-cornéen, sans jamais faire l'iridectomie, que je regarde comme une mutilation inutile. Dans certains cas, je la pratique *forcément* soit avant la sortie du cristallin par suite d'athrésie pupillaire compliquée de synéchies, soit après l'extraction, par suite d'un prolapsus irien, difficilement maintenu en place après sa réduction.

Aujourd'hui, presque tous les oculistes sont revenus à l'ancien procédé. La découverte de l'antisepsie, qui permet de réduire presque à zéro le nombre des suppurations de la cornée ; le nettoyage méthodique de la pupille, terminé par le *lavage de la chambre antérieure*, qui assure l'asepsie intra-oculaire, et que j'ai été un des premiers à employer et à préconiser ; les avantages de conserver une pupille normale et d'opérer sans une goutte de sang, ont fait abandonner progressivement l'iridectomie, uniquement réservée pour certains cas spéciaux. Du procédé de de Graefe, je pourrais dire, sans trop d'exagération, qu'il ne reste plus que le couteau, puisque la sclérotomie tend de plus en plus à remplacer l'iridectomie dans les affections glaucomateuses.

Du reste, le lambeau cornéen périphérique permet de pratiquer une iridectomie suffisante pour donner facilement passage au cristallin le plus volumineux.

Inutile de rappeler les avantages précieux dus à la découverte de Koller. Peut-être pourrait-on reprocher à la cocaïne de favoriser l'audace ou la témérité de quelques opérateurs. Mais la tranquillité du malade, qui ne redoute plus les douleurs de l'opération, et qui évite les inconvénients ou les dangers d'une anesthésie complète, la sécurité du chirurgien, plus maître de ses mouvements et du choix de son procédé, ont été, je crois, pour beaucoup, dans le mouvement général de retour à l'extraction sans iridectomie, à **l'immortelle méthode française.**

Pour moi, j'y suis toujours resté fidèle, et j'ai la persuasion que tous les chirurgiens qui voudront s'en servir, en opérant d'après les règles que j'ai tracées plus haut, verront les plus brillants résultats récompenser leurs efforts. Je ne parle, bien entendu, que des cataractes à noyau dur, l'incision linéaire sans iridectomie restant le procédé de choix pour les cataractes molles.

Soins consécutifs à l'opération.

Le pansement terminé, le malade est aussitôt mis au lit dans une chambre assez obscure. Il devra rester sur le dos, la tête modérément élevée, et prendre bien soin de ne pas se coucher sur l'œil opéré. La douleur qui suit l'opération se fait bientôt sentir et dure plusieurs heures. Elle diminue ensuite pour se dissiper assez vite, si la cicatrisation se fait naturellement, sans aucune complication inflammatoire. Il est bon de revoir le malade six à huit heures après l'opération. Si déjà les douleurs ont diminué ou disparu, inutile de défaire le pansement, qui ne sera changé qu'au bout de vingt-quatre heures. Si le malade, au contraire, se plaint de douleurs croissantes avec cuisson, brûlure, sensation de gravier, céphalalgie, il vaut mieux examiner l'état de l'œil, et renouveler le pansement. Quelquefois il suffit d'un simple cil ou de l'accumulation de larmes pour provoquer ces douleurs.

Ordinairement, on trouve le pansement mouillé

de larmes, sans trace de suppuration. Le bord des paupières, la région lacrymale et les culs-de-sacs inférieurs, seront scrupuleusement examinés, puis avec un peu d'ouate trempée dans le liquide antiseptique, on fera une lotion légère avant de remettre un nouveau pansement, qu'on imbibera toutes les deux ou trois heures ; les premiers pansements seront ensuite renouvelés toutes les douze heures, pour plus de précaution.

Il arrive que dans certains cas, heureusement de plus en plus rares, les douleurs, au lieu de s'atténuer, vont toujours en augmentant, et que la plaie cornéenne devient le siège d'une suppuration désastreuse.

Le premier pansement est taché de pus, en même temps on observe une légère tuméfaction de la paupière supérieure, surtout vers l'angle interne de l'œil. La paupière ouverte, on aperçoit les lèvres de la plaie cornéenne bordées d'un liseré jaunâtre, avec des stries qui se dirigent dans la chambre antérieure. Quelques heures après, le pus envahit la chambre antérieure, un chémosis de plus en plus volumineux entoure la cornée, on trouve une forte quantité de pus gris-jaunâtre entre les paupières.

Au bout de deux ou trois jours, l'inflammation a gagné les parties profondes, le phlegmon de l'œil est complet, la perte de l'organe certaine.

Mais nous ne sommes pas désarmés au début du mal. Il faut recourir immédiatement aux lotions antiseptiques, qui, seules, pourront arrêter les progrès de la suppuration. Après avoir fait des injections sous les conjonctives dans les culs-de-sacs, on entr'ouvrira la plaie cornéenne pour évacuer le pus de la chambre antérieure. On pratiquera, si cela est possible, un lavage antiseptique de cette chambre avec un liquide non irritant, une solution d'acide borique, par exemple ; puis on touchera les lèvres de la plaie soit avec de l'eau oxygénée, soit avec de la teinture d'iode, soit enfin avec l'aiguille rougie du galvano-cautère. Les irrigations seront continuées toutes les heures au moins : tous les jours le même pansement sera répété, jusqu'à ce que la plaie cornéenne soit entrée en bonne voie de cicatrisation, et que la cornée ait repris un peu de sa transparence, ainsi que l'humeur aqueuse.

J'ai la persuasion d'avoir préservé plusieurs yeux d'une perte certaine en introduisant un peu de poudre d'iodoforme dans la chambre antérieure, et en répétant le lavage cinq à six jours de suite.

Une autre complication grave est l'*iritis*. Les malades, au début, se plaignent de douleurs sourdes, péri-orbitaires. L'œil devient larmoyant, s'injecte. L'humeur aqueuse est louche, floconneuse, l'ouverture pupillaire se rétrécit et se voile d'exsudats. Quelquefois il y a du chémosis, etc. Le traitement consiste dans les instillations fréquentes d'atropine ou de duboïsine, dans les révulsifs cutanés et intestinaux, dans les injections de morphine au besoin. La réouverture partielle de la chambre antérieure, en amenant l'évacuation de l'humeur aqueuse, produit de bons résultats. On y joindra de fréquentes irrigations sur le globe et la plaie cornéenne avec une solution antiseptique.

Les accidents qui surviennent après l'opération sont l'enclavement de l'iris ou de la capsule, la dégénérescence cystoïde de la cicatrice et l'ophtalmie sympathique.

L'*enclavement de l'iris* est une complication fréquente, soit qu'on emploie le procédé à extraction avec iridectomie, soit qu'on respecte cette membrane. Tantôt c'est une des extrémités de la section irienne qui reste prise, tantôt la hernie est complète et peut aller jusqu'au sphincter. Elle forme une saillie noirâtre, de volume variable, interposée entre les lèvres de la plaie cornéenne, dont elle empêche la réunion. On s'aperçoit de cette complication parce que l'œil reste douloureux, larmoyant, sans qu'il y ait de pus sur le pansement. Vingt-quatre heures après l'opération, il est encore temps de chercher à réduire ce prolapsus ou à le sectionner; mais, à ce moment, la cocaïne n'ayant presque plus d'action sur l'œil enflammé, il faut libérer l'iris avec la spatule et le sectionner rapidement, pour éviter au malade des douleurs et des efforts de contraction involontaires, qui pourraient occasionner la rupture de la zonule. On instillera de l'ésérine pendant quelques jours, jusqu'à ce que la cicatrisation soit complète.

Lorsque la hernie de l'iris est petite et qu'on ne s'en aperçoit que plusieurs jours après l'opération, surtout lorsqu'il n'y a pas enclavement du sphincter, il faut avoir recours uniquement aux instillations d'ésérine, au bandeau légèrement compressif, et n'intervenir que plus tardivement, si cela est nécessaire, en pratiquant la section du prolapsus ou sa cautérisation avec un fin crayon de nitrate d'argent ou la pointe du galvano-cautère. Dans certains cas, l'iris étant de plus en plus attiré dans la plaie, la pupille se déplace du côté de la cicatrice, quelquefois même elle disparait complètement. Pour rétablir la vision, on fait une iridotomie perpendiculaire à la direction dans laquelle les fibres de l'iris sont tiraillées; ces fibres se rétractent, et leur section donne une bonne ouverture pupillaire.

Quelquefois, au lieu de l'iris, c'est la capsule qui reste enclavée et occasionne des accidents inflammatoires sérieux, voire même des phénomènes sympathiques.

On reconnait cette complication aux troubles fonctionnels, qui sont graves, même lorsque l'injection périkératique est légère et l'iris presque normal. Il faut se hâter de faire une capsulotomie pour y remédier.

L'enclavement de l'iris, après l'opération de la cataracte, peut amener la formation d'une cicatrice bosselée, que de Graefe a nommée *dégénérescence cystoïde*. Cet état résulte ordinairement d'une hypertonie du globe, qui s'oppose à la consolidation du tissu cicatriciel. On pratiquera l'excision de cette cicatrice et de la portion de l'iris, puis les instillations d'ésérine et le bandeau seront prescrits pendant plusieurs semaines.

L'ophtalmie sympathique était fréquente lorsqu'on opérait par abaissement. Aujourd'hui que ce procédé est absolument abandonné, la même complication se développe lorsque, par suite d'un examen insuffisant de la plaie cornéenne, on a laissé la capsule faire hernie entre ses bords. Les tiraillements que cet enclavement capsulaire détermine sur la zonule et le corps ciliaire sont la cause de cet accident redoutable. Pour l'éviter, il faut, après le nettoyage pupillaire, s'assurer que l'iris est en place, que la capsule est bien réduite et que la coaptation des lèvres de la section est parfaite. Ne pas oublier d'instiller un peu d'ésérine et d'appliquer un pansement très peu serré.

Choix des verres pour les opérés de cataracte.

Six semaines ou deux mois après la guérison, il faut prescrire des verres à l'opéré. A ce moment, la rétraction de la cicatrice est suffisante pour faire disparaître en grande partie l'astigmatisme post-opératoire.

Ces verres auront une réfringence variable, suivant l'état dioptrique de l'œil, avant la sclérose du cristallin. Chez les emmétropes, ils varieront de dix à seize dioptries.

L'opéré, dont l'œil a perdu tout pouvoir d'accommodation, aura besoin de deux verres, l'un pour la vision éloignée au delà de cinq mètres, l'autre, plus fort, de trois, quatre ou cinq dioptries, pour la lecture et le travail.

Par la *dioptrométrie*, il sera facile de se rendre compte s'il existe un astigmatisme assez fort pour nécessiter des verres cylindriques.

Quand faut-il opérer la cataracte ?

Voici une question qu'on se pose journellement et dont l'importance n'échappe à personne.

En présence d'une cataracte, la conduite à tenir dépend de plusieurs circonstances : 1° de la nature de la cataracte ; 2° de la profession du malade ; 3° de l'existence d'une cataracte plus ou moins complète sur les yeux ; 4° de la perte d'un œil antérieurement, par suite d'un traumatisme, d'une maladie des membranes profondes ou d'une première opération de cataracte.

En présence d'une cataracte compliquée d'affection des membranes profondes, on reculera le plus possible le moment de l'opération, puisqu'on ne peut prévoir si la vision en sera beaucoup améliorée.

Si la cataracte est de bonne nature, on opèrera *dès que le malade en aura besoin*. Ce besoin se fait sentir d'autant plus vite que la profession, ou l'état social du malade, réclame une vision meilleure pour les petits objets, la lecture, l'écriture, etc.

En général, il faut opérer dès que, de son œil le plus cataracté, le malade, le bras allongé, ne voit plus à compter distinctement ses doigts.

Lorsque la cataracte est simple et qu'elle existe

sur les deux yeux même à des degrés très différents, il faut se hâter d'opérer l'œil primitivement atteint. On aura l'avantage d'augmenter le champ visuel, et peut-être même d'arrêter un peu la marche de la sclérose cristallinienne dans l'autre œil, qui ne sera plus obligé de supporter à lui seul tous les efforts d'accommodation.

Le malade a-t-il déjà perdu un œil, il faut en rechercher la cause avec le plus grand soin.

Si c'est à la suite d'une affection profonde de l'œil, iritis, irido-choroïdite, décollement de la rétine, etc., on doit retarder l'opération jusqu'à ce que le dernier œil ne rende presque plus aucun service, car il faut toujours redouter dans ce cas un mauvais résultat post-opératoire.

Si c'est à la suite d'une blessure, d'un traumatisme, on doit s'assurer que le moignon n'est pas douloureux, qu'on n'a pas à redouter des symptômes sympathiques, et qu'il s'est écoulé un temps suffisamment long depuis l'accident.

Si c'est à la suite d'une opération de cataracte, la plus grande prudence est nécessaire. Il faut toujours supposer que la première opération a été faite habilement, que le chirurgien qui l'a pratiquée s'était entouré de toutes les précautions indispensables, et que l'insuccès tient à une diathèse, à une dyscrasie inconnue ou à des circonstances malheureuses auxquelles le malade est encore exposé. Pour toutes ces raisons, on retardera le moment de l'opération et l'on mettra tout en œuvre pour éviter un second insuccès.

Il sera même prudent de faire quelques réserves au sujet du pronostic.

Doit-on opérer les deux yeux à la fois ?

Jamais, car une inflammation pourrait envahir les deux yeux et priver d'un seul coup le malade de tout espoir de recouvrer la vue. Au contraire, quelques semaines après la guérison du premier œil, il n'y a pas d'inconvénient à opérer le second.

Les nouveaux procédés opératoires permettant d'extraire le cristallin longtemps avant son opacité complète, il est rare aujourd'hui de se trouver en présence d'un malade ayant besoin d'une double opération de cataracte, lorsqu'il vient consulter pour la première fois.

IMP. GEORGES JACOB, — ORLÉANS.

www.ingramcontent.com/pod-product-compliance
Ingram Content Group UK Ltd.
Pitfield, Milton Keynes, MK11 3LW, UK
UKHW021515260726
13993UKWH00004B/1691